AF611231

L'HYGIÈNE

DANS

LA NOURRITURE

ET DANS

LA GYMNASTIQUE

PAR

J.-E.-Hques CASTRO

Mens sana in corpore sano.

Prix : 50 centimes

PARIS
AU BUREAU DU MONITEUR DE LA TOILETTE
Rue Pigalle, 35
ET CHEZ LES PRINCIPAUX LIBAIRES

1860

Paris. — Imprimerie PILLOY, boulevart Pigalle, 50.

AVANT-PROPOS

La gymnastique a son côté poétique comme toutes les choses qui élèvent l'imagination, fortifient l'âme, rendent meilleur, en un mot, en donnant à l'humanité, la force, le courage et la bonté; la gymnastique enfin peut rendre l'homme capable des plus hautes vertus civiques, l'étude de l'hygiène dans la nourriture, tout en offrant une moindre surface à la poésie, n'en est pas moins utile pour cela, et sert à entretenir la santé. Je me suis plû à considérer l'hygiène sous ces deux rapports: hygiène dans la nourriture et hygiène dans la gymnastique; j'ai fait tous mes efforts pour rendre ces études utiles, intéressantes et agréables, sans pour cela m'écarter des questions scientifiques que j'ai, pour ainsi dire, adoucies et remaniées, afin de leur ôter toute aridité.

Dans le premier chapitre, j'ai donné un exposé de la véritable hygiène dans la nourriture, dans lequel on verra clairement le régime à suivre pour se maintenir toujours dans de bonnes conditions d'hygiène ; j'essaye aussi de montrer que les mets recherchés sont quelquefois nuisibles, puis j'aborde la question de l'emploi des légumes secs dans la marine, régime bienfaisant à ce point, que le scorbut qui causait tant de ravages sur les bouches des personnes faisant un usage immodéré de salaisons, a diminué sensiblement ; c'est là un progrès qu'il est bon de constater.

Au deuxième chapitre, nous avons noté, en peu de mots, l'histoire de la pomme de terre, laquelle, comme chacun le sait, rend encore tous les jours d'importants services dans l'alimentation ; tubercule précieux ! que d'obligations te doivent toutes les classes de la société ; les mille façons d'apprêter la pomme de terre sont, pour les gourmets, une véritable source de jouissances. Je décris aussi les formes diverses que prennent les mucilages dont elle est composée, et nous arrivons au troisième chapitre, où j'ai relaté la nourriture de l'homme dans les différents climats, on sera étonné de la prodigieuse variété d'aliments que consomment les divers peuples. Ce chapitre se termine par la composition de deux entremets sucrés étrangers, très-peu connus en France.

Au chapitre suivant, nous avons traité de l'embonpoint et des moyens de se soustraire à un régime incrassant, etc., puis nous donnons quelques exemples remarquables d'obésité, et nous arrivons graduellement à l'hygiène dans la gymnastique, je constate l'enthousiasme des peuples de l'antiquité pour tous les exercices, les jeux, les luttes, etc. J'ai aussi rapporté l'opinion des encyclopédistes sur les bienfaits de la gymnastique, et nous arrivons enfin à parler de l'équitation et de la natation; je me suis un peu moins étendu sur le premier que sur le second sujet, traité cependant d'une façon très-sommaire. J'engage tout le monde, surtout les jeunes gens, à user des bains froids ; les dames ne devraient pas non plus les négliger aussi complétement, mais, il faut bien l'avouer, on éprouve toujours une certaine répulsion à se rendre à l'école de natation, soit crainte ou paresse, on hésite trop ; je ne parle pas ici des personnes pourvues d'une certaine aisance, et qui peuvent se rendre aux bains de mer, je ne vois en ce moment que l'individu auquel ses occupations ou ses moyens pécuniaires ne permettent pas une absence plus ou moins prolongée ni de trop grandes dépenses, ceux-là, si toutefois ils sont bien portants, sont inexcusables de ne pas profiter des bains de rivière.

Je passe encore très-rapidement sur les exercices tels que la marche et la danse, et m'arrête un instant au calcul de l'évaluation des forces en kilogrammes. Nous constatons les nombreuses petites indispositions qui peuvent assaillir l'individu privé de mouvement, les nécroses, les spasmes, etc., etc., et je regarde enfin les occupations et le travail comme une chose nécessaire à l'existence ; j'essaye aussi de démontrer, selon mes faibles connaissances, la mesure du temps pour la vie de l'homme, puis de quelle façon, et dans quelle ordre, les facultés intellectuelles cessent et se décomposent chez le mourant. Je rapporte aussi l'opinion du docteur Richerand à cet égard ; j'analyse, de cette façon, les facultés de l'esprit et celles du corps, pour remplir dignement mon programme, *âme saine dans un corps sain*, c'est là mon critérium, et je ne m'en suis pas éloigné. Quelle plus belle chose, en effet, que la force physique unie à la force morale ; l'homme, pris dans ces conditions, peut rendre aux autres et à lui-même des services incalculables. Est-ce donc si impossible, que nous ne puissions nous en occuper ; pourquoi n'arriverions-nous pas à ce point culminant où doivent tendre tous nos désirs, toutes nos espérances. La santé de l'esprit est intimement liée à celle du corps ; en faut-il une preuve, nous en avons tous les jours sous nos yeux, prenons un exemple entre mille : supposez un homme disposant de vastes facultés, un savant, qui aurait mis de côté les lois de l'hygiène, tellement qu'une maladie terrible l'a déjà envahi, que deviendront ses vastes connaissances, elles périront avant le corps.

Continuons maintenant l'examen de notre ouvrage. Au chapitre IX, on lira avec plaisir quelques vers sur la gymnastique, de M. Potier, poésie se faisant remarquer par une grande netteté et de magnifiques expressions. Enfin, au chapitre X, nous avons à étudier une courte notice sur la *gymnastique passive*, c'est-à-dire les massages ou frictions.

J'ai porté le prix de mon ouvrage à cinquante centimes, afin de le rendre accessible à tous ; chacun y trouvera des notions utiles. J'espère m'assurer ainsi la bienveillance des lecteurs, et assurer à ma petite publication un sort tout différend de celui qui attend ordinairement l'énorme quantité de sujets vus et revus dont Paris abonde, de ces croûtes frugales, mâchées et remâchées constamment par les invalides de l'intelligence, mon sujet a, au moins, tout le mérite de la nouveauté; c'est tout, selon moi.

J. E. H[ques] CASTRO.

CHAPITRE PREMIER.

L'HYGIÈNE DANS LA NOURRITURE. — Exposé de la véritable hygiène dans la nourriture. — De l'emploi des légumes secs dans la marine.

Mens sana in corpore sano.

Une étude bien digne de fixer l'attention est celle de l'alimentation; une nourriture saine et pourtant ordinaire, peut, dans beaucoup de cas, nous préserver de maladies que sans doute la médecine est appelée à guérir, mais qu'il vaut mieux prévenir.

Une nourriture saine et suffisamment abondante est donc une des conditions principales de la santé; elle donne à l'individu une certaine satisfaction intérieure, les travaux demandant quelque intelligence lui semblent même plus faciles qu'à un autre, doué des mêmes facultés et qui serait privé des bonnes conditions alimentaires.

Ce n'est pas, comme on pourrait le penser, avec des mets recherchés qu'on trouvera une bonne condition pour la santé, la plupart sont lourds à l'estomac, d'ailleurs tout le monde n'est pas en position de se les procurer, telles sont les truffes par exemple. Les champignons sont à la portée de tout le monde, mais il faut en user sobrement, beaucoup de personnes craignent d'en manger, bien qu'à Paris ils soient visités par des gens désignés à cet effet. Néron les appelait un mets des dieux, parce qu'ils avaient empoisonné les empereurs Tibère et Claude dont il avait fait faire l'apothéose; depuis, ils ont causé la mort du pape Clément VII, du roi Charles VI, de la veuve du czar Alexis, etc.

Il faut savoir varier la nourriture d'une façon agréable, rien n'étant plus contraire à l'estomac que l'uniformité; les farineux, lorsqu'ils ne sont pas pris à l'excès, ne peuvent nuire aucunement aux fonctions nutritives, les légumes herbacés non plus.

La viande est composée en grande partie de carbonne, qui sert principalement à l'appareil respiratoire; c'est ce même carbonne qui sort lorsque nous respirons, la viande est donc un grand calorique, lequel entretient pour ainsi dire la chaleur intérieure; les farineux modèrent ce calorique par l'azote dont ils sont remplis; il est évident qu'un usage trop suivi de l'un ou de l'autre ne peut être que nuisible à la nutrition, et par conséquent à la santé.

On connaît sans doute une maladie appelée scorbut, dont les effets sur la bouche sont si désastreux; elle atteint principalement les marins, et généralement tous ceux qui consomment trop de salaisons. Les marins particulièrement, sont obligés, pendant une longue traversée, de se nourrir presque exclusivement de viande salée ; et comment en serait-il autrement, on comprend parfaitement qu'il n'est pas possible de conserver une viande fraîche pendant un voyage de six et quelquefois neufs mois ; on a trouvé, il est vrai, des moyens de conservation, mais pour cela il faut qu'elle se trouve placée dans certaines conditions qu'il est impossible de réunir sur un bâtiment.

Il y a quelques temps déjà, on a introduit dans la marine des légumes secs, et depuis on a pu remarquer que le scorbut diminuait sensiblement; ces légumes peuvent se caser n'importe où, pourvu qu'ils soient à l'abri de l'humidité, et n'exigent qu'une préparation tout à fait élémentaire : lorsqu'on désire s'en servir, soit pour des potages, soit pour en faire des plats, il suffit de les mettre dans un peu d'eau et faire la cuisson par les moyens ordinaires.

On est donc arrivé, par les moyens de dessication employés aujourd'hui à conserver à peu près tous les légumes pendant un temps assez long, et peut-être arrivera-t-on aussi à conserver la viande dans des conditions égales.

CHAPITRE II.

De la pomme de terre. Sa découverte. Son importance dans l'alimentation. Sa composition.

« Cette plante, dit sir J. Banks, dont on fait maintenant un usage général, fut apportée en Angleterre par les colons que sir Walter Raleig avait envoyés en vertu d'une patente de la reine Elisabeth, pour découvrir et cultiver en Amérique de nouvelles contrées non possédées par les chrétiens. Quelques-uns des navires de sir Walter, qui firent voile en 1584, rapportèrent avec eux la pomme de terre en 1586. »

De même que toute chose qui doit être plus tard appelée à un grand succès, la pomme de terre fut presque dédaignée à son apparition, ce ne fut que deux siècles après, et lorsque les nations du Nord, éclairées par l'expérience, cultivèrent ce précieux végétal, qu'elles furent imitées à l'envi. La France, par une sorte de prévention, la repoussa très longtemps; un cuisinier aurait crû porter atteinte à l'honneur du maître de la maison, s'il en eut servi sur sa table.

C'est grâce à Parmentier, par ses écrits et par ses

efforts soutenus de la plus active philanthropie, que l'on parvint à généraliser en France la culture de la pomme de terre, qui y occupe aujourd'hui une étendue de 921,973 hectares (466 lieues carrées), et dont la production totale est estimée à plus de 96 millions d'hectolitres.

Lorsque Parmentier eût démontré que la pomme de terre pouvait servir à composer les mets les plus recherchés, et que la culture en était facile dans les terrains les moins productifs, Louis XVI lui accorda la plaine des Sablons, et donna sa protection à la nouvelle culture. Le jour d'une fête solennelle, il parut devant toute la cour portant à sa boutonnière un bouquet de fleurs de pommes de terre, et dès-lors leur vogue fut assurée.

La pomme de terre contient 3/4 d'eau et 1/4 de fécule ou substance mucilagineuse, ce qui la rend nuisible aux personnes faibles, ou qui en mangeraient à l'excès. Ces mucilages, vus au microscope, ont tous une forme polyédrique lorsqu'ils n'ont pas encore été soumis à la cuisson, ils deviennent ovales après que la pomme de terre est demeurée un moment dans l'eau en ébullition et qu'elle cède à une légère pression.

CHAPITRE III.

Nourriture de l'homme dans les différents climats. — Composition de deux entremets étrangers.

Il est bon de faire connaître l'immense variété de la nourriture de l'homme dans les différents climats, nul n'a mieux fait cette description que l'illustre Buffon ; nous passons ce qu'il dit de l'Europe, chacun sait que le pain, la viande, le lait, les œufs, les légumes et les fruits sont les aliments ordinaires de l'homme ; le vin, le cidre et la bière ses boissons, l'eau pure ne suffisant pas pour maintenir ses forces.

« Dans les climats chauds, dit Buffon, le sagou, qui est la moelle d'un arbre, sert de pain, et les fruits des palmiers suppléent au défaut de tous les autres fruits; on mange aussi beaucoup de dattes en Egypte, en Mauritanie, en Perse, et le sagou est d'un usage commun dans les Indes méridionales, à Sumatra, Malaca, etc. Les figues sont l'aliment le plus commun en Grèce, en Morée et dans les îles de l'Archipel, comme les châtaignes dans quelques endroits de la France et de l'Asie. »

« Dans la plus grande partie de l'Asie, en Perse,

en Arabie, et de là jusqu'à la Chine, le riz fait la principale nourriture.

« Dans les parties les plus chaudes de l'Afrique, le grand et le petit millet sont la nourriture des nègres. La cassave dans toute l'Amérique méridionale, ainsi que les pommes de terre, les ignames et les patates. En Islande et dans les pays encore plus voisins du nord, on fait bouillir de la mousse et du varec.

« Les nègres mangent volontiers de l'éléphant, des chiens, et assez souvent de presque toutes les espèces de singes. Les Tartares de l'Asie et les Patagons de l'Amérique vivent de la chair de leurs chevaux.

« Tous les peuples voisins des mers du nord mangent la chair des phoques, des morses et des ours.»

Nous ne suivrons pas plus loin le célèbre naturaliste ; la nourriture varie, comme on le voit, selon les climats, les goûts et les habitudes des peuples, et dans les pays civilisés, la variété des aliments se multiplie infiniment selon les goûts et les besoins de chaque individu.

Terminons ce chapitre par la composition de deux entremets sucrés, étrangers et très-peu connus en France ; le premier, qu'on appelle el lijero, se compose ainsi :

EL LIJERO :

Prenez une livre d'amandes, trois-quarts de riz,

un demi kilo de sucre, un litre et demi d'eau, pilez les amandes et pressez-les deux fois, une fois dans chaque moitié d'eau ; commencez à faire cuire le riz avec le dernier lait, et mettez le premier pour achever la cuisson. Une fois froid, saupoudrez de cannelle.

LAS FRITAS :

Coupez des morceaux de pain de un centimètre et demi d'épaisseur, le pain rassis est préférable, faites-les tremper dans du lait d'amandes ou dans le lait naturel, faites un peu sécher et passez-les dans le jaune d'œuf, puis faites un sirop, et versez-le sur les rôties ; saupoudrez de cannelle.

CHAPITRE IV.

De l'embonpoint. — Régime contre l'embonpoint. — Exemples remarquables d'obésité.

Tout le monde sait que l'embonpoint est un état de congestion graisseuse où, sans que l'individu soit malade, les membres augmentent peu à peu en volume, et perdent leur forme et leur harmonie primitives. Cet état provient de deux causes principales ; la première est le manque d'exercice, la seconde vient d'une trop longue habitude de consommer des légumes dits farineux, dans lesquels l'azote se trouve dans la proportion des deux tiers.

Il est bon de faire remarquer les sauvages qui se nourrissent exclusivement de viandes, ils ne deviennent jamais gras, non plus les oiseaux de proie. Voyez, au contraire, les Indiens, chez lesquels le riz est la nourriture principale, ils sont impropres aux travaux demandant quelque énergie. Dernièrement encore, on en a eu des exemples, lors des troubles de l'Indoustan ; malgré leur nombre, ils ne purent résister aux Anglais qui, comme nous et la plupart des nations civilisées, se nourrissent de pain, de viande et de légumes, etc. On voit aussi qu'il est essentiel de varier, autant que faire se peut, la nourriture de chaque jour, autrement, comme nous l'avons déjà fait observer, une trop grande uniformité amènerait vite le dégoût ; on doit également éviter de manger trop de pain, tendre surtout.

Lorsque la fécule est charroyée par les boissons, comme dans la bière et autres de même espèce, les peuples qui en boivent habituellement sont aussi ceux où on trouve les ventres les plus merveilleux. Nous avons dit que du défaut d'exercice pouvait résulter l'embonpoint, c'est aussi par cette raison qu'un sommeil trop prolongé peut amener au même résultat puisque, dans cet état, le corps est en repos ; aussi, est-il bon de ne pas le prolonger au-delà de dix heures, et c'est beaucoup.

Il ne serait pas mal d'avoir une ceinture que l'on pourrait conserver pendant le sommeil, puisque la nutrition se fait aussi lorsque le corps est en repos ; cette dernière précaution n'est seulement applicable qu'aux *gastrophobes*. Brillat-Savarin, le spirituel conteur et gastronome, appelait ainsi ceux qui sont atteints d'une sorte d'obésité qui se borne au ventre.

Il faut être d'une grande sobriété à table, surtout dans les grands repas ; les cuisiniers possèdent aujourd'hui le don de nous faire manger lorsque nous n'avons plus faim. Il est certains estomacs tellement actifs, que toute la nourriture leur devient profitable ; les autres, les estomacs faibles, sont alors soumis à de grandes souffrances que je me dispenserai d'énumérer.

Comme exemple remarquable d'obésité, il faudrait citer Marius, qui était devenu aussi large que long; peut-être est-ce cette énorme obésité qui effraya le cimbre chargé de le tuer. Jean Sobieski était aussi d'une corpulence rare; nous pourrions encore citer le duc de Vendôme, le digne fils du grand Henri. Buffon fait mention d'un homme auquel son embonpoint sauva la vie; ayant reçu un coup de couteau dans le ventre, il n'en fut nullement atteint; la lame n'avait traversé que la partie graisseuse.

Nous allons maintenant traiter l'hygiène dans la gymnastique; nous passerons en revue tous les exercices utiles à la santé, car la privation d'une gymnastique quelconque est, comme l'excès de nourriture, une cause d'embonpoint. Remarque. L'obésité ne se trouve presque jamais dans les classes de la société où l'on travaille pour manger, et où on ne mange que pour vivre. Les personnes qui désireraient acquérir un peu d'embonpoint, doivent se nourrir de farineux, avec force laitages et beaucoup d'œufs; ne pas oublier les potages et la pâtisserie.

CHAPITRE V.

L'HYGIÈNE DANS LA GYMNASTIQUE. — Efficacité des exercices journaliers. — Enthousiasme des Grecs et des Romains pour les exercices gymnastiques.

Odi profanum vulgus, et arceo.
HORACE.

Les besoins d'exercices journaliers et gradués ne se sont jamais fait sentir autant que de nos jours. L'efficacité en est parfaitement reconnue, cependant beaucoup les négligent et le nombre est bien restreint de ceux qui, par un sublime élan du cœur, ont voulu être en tête de cette glorieuse phalange qui a posé les jalons de la régénération de l'espèce humaine.

Certains pays ont compris mieux que la France la nécessité de la gymnastique : Nous ne parlerons pas de l'enthousiasme des Romains pour les jeux tels que *la lutte*, *le pugilat*, *le ceste*, qui s'exécutaient dans le Cirque. Les grands jeux comme les combats de gladiateurs, les combats de bêtes féroces contre des criminels, se donnaient dans l'amphithéâtre commencé par Vespasien et fini par Titus, son fils, il contenait quatre-vingt mille spectateurs assis.

La Grèce regardait la gymnastique comme une des parties les plus importantes de l'éducation ; bref, tous les peuples de l'antiquité ont été moins oublieux que nous du développement des forces physiques de l'homme. Mais il est à regretter que parmi les peuples modernes, la France, cette tête des nations, soit sur ce point en arrière de toutes les autres ; la Suisse, par exemple, a dans ses villes un grand nombre de gymnases, et il n'est pas un habitant un peu aisé de la campagne qui ne possède le matériel nécessaire aux exercices de la gymnastique, beaucoup de villages y ont tous les ans un concours de force, d'adresse et d'agilité où ceux qui ont recueilli les suffrages de la foule obtiennent un prix d'honneur.

En Circassie, les hommes sont renommés pour leur agilité.

Les Chinois sont aussi doués d'une prodigieuse souplesse. Les Indiens luttent de vitesse avec les meilleurs chevaux et les dépassent souvent.

Si nous n'avons pas à envier à ces derniers des exercices peu en rapport avec nos mœurs délicates, nous devons, au moins, nous occuper de ceux qui concordent le mieux avec elles.

« La Gymnastique, disent les encyclopédistes, est un des plus puissants modificateurs du corps humain. C'est la science raisonnée de nos mouvements, de leurs rapports avec nos sens, notre intelligence, nos sentiments, nos mœurs, et le développement de toutes nos facultés. Elle embrasse la pratique de tous les exercices qui tendent à rendre l'homme courageux, plus intrépide, plus intelligent, plus fort, plus industrieux, plus adroit, plus véloce, plus souple et plus agile, et qui nous dispose à résister à toutes les intempéries des saisons, à toutes les variations des climats ; à supporter toutes les privations et contrariétés de la vie ; à vaincre toutes les difficultés, à triompher de tous les dangers et de tous les obstacles, à rendre enfin des services signalés à l'Etat et à l'humanité.

Continuons nos observations concernant l'immense influence de la gymnastique sur le honheur des sociétés modernes.

CHAPITRE VI.

De l'Équitation, de l'Escrime, de la Natation.

Tous les exercices du corps, quels qu'ils soient, sont favorables à la santé, à la condition toutefois de n'en pas abuser, surtout lors des premières leçons ; ainsi l'escrime, l'équitation, la danse, la natation sont des arts d'agrément très-salutaires, et en même temps très-utiles ; ils sont le complément d'une bonne éducation.

Sous le rapport de l'augmentation des forces, nous ne parlerons pas de l'équitation, car ici aucun muscle n'agit, excepté la pression plus ou moins forte que l'on exerce avec les jambes sur le ventre du cheval, autrement la difficulté consiste dans l'adresse du cavalier, ainsi que dans son laisser aller et même sa grâce. Cette dernière qualité est naturelle et ne s'acquiert que rarement, et s'il nous est permis d'employer ici une expression vulgaire, pleine de vérité, nous dirons : *Il faut qu'elle soit passée dans le sang*. Remarque : L'homme qui peut conserver son sang-froid au moment du danger ne sera jamais gauche ou maladroit.

Nous avons dit qu'il n'y avait pas augmentation

de force musculaire avec l'équitation, mais il n'en est pas de même de l'escrime, qui fortifie particulièrement les jambes et le bras droit (le bras gauche n'ayant qu'un mouvenent de va et vient à mesure que le tireur se fend ou se relève). Cet art est au-dessus des autres à cause de son extrême difficulté; aussi voyons-nous peu de forts tireurs, et encore ceux-ci le sont-ils plus en théorie qu'en pratique; cet art, enfin, demande une étude assidue et dirigée par de bons professeurs rompus au maniement des armes.

La natation fatigue moins que les autres exercices; il serait même facile d'établir une équation entre l'équilibre des forces de l'individu et la quantité d'air contenu dans ses poumons. Tous les muscles agissent sans aucune déperdition de transpiration, par conséquent sans affaiblissement consécutif.

Il serait impossible de nager longtemps de la même manière, dit le docteur Raymond, mais il y a telle manière de nager qui laisse reposer les bras, telle autre où tout le corps est en repos. On alterne ces modes de natation selon le caprice, la circonstance, ou pour reposer les membres fatigués.

Beaucoup de personnes nageant peu ou point, sont sujettes à l'effroi et à la peur, si l'on s'avise de leur mettre la tête à l'eau ou de les faire tomber alors qu'elles ont pied, etc., choses qui se pratiquent souvent dans les bains de natation et aux bains de mer; les personnes qui causent de pareils désordres sont répréhensibles, la peur est souvent le germe d'une maladie.

La natation est salutaire à la femme comme à l'homme, seulement il faut autant que possible sortir de l'eau au premier frisson; les personnes d'une faible constitution supportent très-difficilement l'impression du froid sur la peau.

En mer, l'exercice de la natation est encore plus bonifiant, car la masse d'eau qui supporte le corps étant comparativement plus forte que dans les rivières, l'individu éprouve moins de fatigue pour se maintenir à la surface, et l'eau de mer est naturellement bienfaisante tant par ses qualités salines et sulfureuses que par sa température égale.

CHAPITRE VII.

De la Marche. — De la Danse. — Evaluation des forces en kilogrammes. — Du besoin d'exercice chez la femme. — Le Travail devenu indispensable.

Si la natation est l'un des exercices les plus fortifiants, il n'en est pas de même de la marche et de la danse, car celles-ci n'exercent qu'une partie du corps, les jambes seulement, et, selon l'opinion du docteur Véron, c'est presque toujours aux dépens de la poitrine que les jambes s'exercent ; cependant la marche est un des exercices utiles à la santé, lorsqu'il est combiné avec d'autres, et la fatigue qui en résulte se modère beaucoup lorsque l'action, un peu variée du balancement des bras, répond en partie à l'action des jambes ; on peut regarder la danse comme un art utile et agréable, pourvu qu'on n'en abuse pas.

Il est d'ailleurs facile d'évaluer en kilogrammes la somme de forces à employer dans ces exercices ; plus ils se prolongent et plus il faut déployer de force, particulièrement dans la marche ascentionnelle, telle que de monter un grand nombre d'étages, même sans aucune charge ; l'effort à exercer est environ du poids de soixante-cinq kilogrammes.

Une erreur assez généralement accréditée est de croire que la femme peut se passer de la natation ou d'autres exercices gymnastiques. Assurément, elle n'en a pas le même besoin que l'homme, qui doit chercher à endurcir son corps dans la prévision des fatigues et même des dangers auxquels il peut être souvent exposé.

Mais si pourtant on se donne la peine d'examiner la nature des occupations de la femme, lesquelles consistent, pour la plupart, à procéder aux soins de l'intérieur domestique, ne voit-on pas combien serait utile une gymnastique appropriée à ses forces et à ses besoins ?

Et ne voit-on pas déjà le cortége inévitable de petites indispositions qui poursuivent sans relâche l'individu privé de mouvement, les névroses, par exemple, si fréquentes chez les hommes de cabinet ou chez les femmes qui passent la majeure partie de leur existence dans le *far niente* et l'étroite atmosphère du salon? Dans ces conditions, tout le monde se porte bien, moins une migraine, une névralgie, des palpitations, des étouffements, d'inexprimables malaises qui empoisonnent l'existence en apparence la plus heureuse. A tous ces dérangements, il n'est qu'un seul remède, quitter au plus vite cette vie apathique, faire de la gymnastique, de la natation, de l'équitation, etc.; mais il est un remède plus sûr et que le Créateur nous a imposé, c'est le travail, car la nécessité de la dépense musculaire demeure une des lois providentielles les plus positives. David disait à ce sujet : « La loi du travail, que nous a imposé l'auteur de la nature, entrait dans le plan de notre conservation, et, pour que nous ne manquassions pas à cette loi, il nous a fait du travail une nécessité.

Malheur à ceux qui cherchent à s'y soustraire : les maux sans nombre dont ils sont affligés, et qui sont l'expression d'une vie réduite à un moindre terme, leur font payer cher cette loi sacrée. »

Mais, objectera-t-on, le progrès de la civilisation tient à réduire le rôle de l'appareil musculaire. Sans nul doute ; mais ne reste-t-il pas encore un nombre considérable des travaux où le travail manuel s'unit étroitement à l'intelligence, un des plus puissants moteurs?

CHAPITRE VIII.

La mesure du temps. — Des aptitudes particulières. — Ordre dans lequel les aptitudes particulières cessent et se décomposent.

Il est donc bien démontré que le travail demeure une des lois providentielles les plus positives ; ceci est tellement vrai, qu'un travail modéré est une des conditions essentielles de bien-être sous tous les rapports, et d'ailleurs pourrait-on vivre sans occupation ? Non, nous ne le croyons pas ; un ennui mortel s'empare de l'individu totalement désœuvré, la vie lui devient à charge, il cherche à tuer le temps, le malheureux ne voit pas qu'il est tué par lui ; aussi, selon nous, le temps pour la vie de l'homme ne serait pas rigoureusement fixé au nombre de tours que l'éguille d'une horloge aura parcouru, il sera réglé selon la rapidité de succession dans ses jugements, dans ses idées, selon les actes multiples accomplis pendant sa vie, enfin selon son plus ou moins d'activité. Mais la nature n'a pas donné à chaque individu une somme égale d'activité ; les personnes au tempérament lymphatique sont ordinairement lentes dans leurs décisions comme dans leurs mouvements ; les personnes nerveuses ne peuvent rester en place un seul instant ; leur activité est telle qu'elle semble incommensurable, il y a aussi l'individu sanguin, lequel est presque toujours taillé en hercule et doué d'une forte santé. On trouve également des tempéraments lymphatiques nerveux, et d'autres variétés qu'il serait trop long d'énumérer.

Le besoin d'occupation et de mouvement est-il toujours sagement dirigé ? C'est là, certes, une grande question que peu de personnes peuvent résoudre. Tel qui serait devenu un grand avocat ne restera qu'un médiocre médecin, et tel autre médiocre danseur serait devenu excellent musicien. On pourrait citer de nombreux exemples à l'appui ; on dit bien tous les goûts sont dans la nature, mais tout le monde sait que par une bizarrerie inexplicable nous combattons souvent nous-mêmes nos projets les plus louables ; le sens intime conseillera une chose que le sens matériel repoussera, de là une irrésolution constante dans nos actes.

Et lorsque l'homme, arrivé à l'âge où toutes les illusions se sont envolées depuis longtemps, si son âme est saine à ce moment, il aura la satisfaction intime d'une vie bien remplie, il jouira du bonheur des autres, l'envie ne pourra l'atteindre ; il regardera complaisamment son passé en y retrouvant encore de doux souvenirs ; dans cet état, il attendra tranquillement la mort qui devient un besoin tout comme le sommeil. Le docteur Richerand décrit ainsi l'ordre dans lequel les facultés intellectuelles cessent et se décomposent : « La raison, dit-il, cet attribut dont l'homme se prétend le possesseur exclusif, l'abandonne la première. Il perd d'abord la puissance d'associer des jugements, et bientôt après, celle de comparer, d'assembler, de combiner, de joindre ensemble plusieurs idées pour prononcer sur leurs rapports.

« On dit alors que le malade perd la tête, qu'il déraisonne, qu'il est en délire. Celui-ci roule ordinairement sur les idées les plus familières à l'individu ; la passion dominante s'y fait aisément reconnaître : l'avare tient, sur ses trésors enfouis, les propos les plus indiscrets ; tel autre meurt assiégé de religieuses terreurs.

« Souvenirs religieux de la patrie absente, vous vous réveillez alors avec tous vos charmes et toute votre énergie !

« Après le raisennement et le jugement, c'est la faculté d'asseoir des idées qui se trouve frappée de la destruction successive. »

Cet état dont parle le célèbre docteur est connu sous le nom de défaillance ; je l'ai éprouvé sur moi-même, je relevais de maladie et me trouvais en convalescence. Je causais avec un de mes amis, lorsque j'éprouvai une difficulté insurmontable à joindre deux idées sur la ressemblance desquelles je voulais former un jugement ; cependant la syncope n'était pas complète; je conservais encore la mémoire, et la faculté de sentir; j'entendais distinctement les personnes qui étaient autour de moi dire : « *Il est évanoui.* » et s'agiter pour me faire sortir de cet état, qui n'était pas sans quelque douceur.

Maintenant, laissons parler le docteur Richerand : — « La mémoire s'éteint ensuite. Le malade qui, dans son délire, reconnaissait encore ceux qui l'approchaient, méconnaît enfin ses proches, puis ceux avec lesquels il vivait en grande intimité. Enfin, il cesse de sentir ; mais les sens s'éteignent dans un ordre successif et déterminé : le goût et l'odorat ne donnent plus aucun signe de leur existence; les yeux se couvrent d'un nuage terne et prennent une expression sinistre; l'oreille est encore sensible aux sons et au bruit. Voilà pourquoi, sans doute, les anciens, pour s'assurer de la réalité de la mort, étaient dans l'usage de pousser de grands cris aux oreilles du défunt. Le défunt ne flaire, ne goûte, ne voit et n'entend plus.

« Il lui reste la sensation du toucher; il s'agite dans sa couche, promène ses bras au dehors, change à chaque instant de posture ; il exerce, comme nous l'avons déjà dit, des mouvements analogues à ceux du fœtus qui remue dans le sein de sa mère.

« La mort qui va le frapper ne peut lui inspirer aucune frayeur; car il n'a plus d'idées, et il finit de vivre comme il avait commencé sans en avoir la conscience. »

CHAPITRE IX.

Vers sur la gymnastique.

Voici quelques vers sur la gymnastique, par M. Potier, auteur d'un vrai et rare talent; il y a chez lui de l'à-propos, de la concision et de l'énergie. Qu'on en juge :

LA GYMNASTIQUE.

Venez, venez, mes blonds essaims,
Accourez au pas gymnastique !
Dieu, pour accomplir ses desseins,
Demande une race héroïque,
Ame saine dans des corps sains.
Venez, venez, mes blonds essaims,
Accourez au pas gymnastique !

Je suis la vierge au profil grec,
Le sang, dans mes veines d'Hercule,
Comme un vin, fermente et circule ;
Je franchis l'abîme à pied sec.
Je suis la gymnastique ardente,
Mère des héros de romans,
Et ma témérité prudente
A dompté tous les éléments !

Où sont ces hommes en plein air,
Ces athlètes de la Genèse ?
Quoi ! des fœtus au ventre obèse,
Du sang figé dans la chair !...
L'argile en est lourde et malsaine,

Mais j'ai le creuset, j'ai le feu
Pour refondre la race humaine
Dans le premier moule de Dieu!

Le guide est un secours divin,
Sur ces monts qui donnent la fièvre;
Calme, il nous indique où la chèvre
Pose son pied près du ravin.
Sachez de nos ravins de neige,
Tirer le faible à son tour;
On devient bon dès qu'on protège,
La force conduit à l'amour!

L'incendie hurle avec le vent,
Le mur se tort, et la fournaise,
Entre ses mâchoirs de braise,
Va broyer un être vivant.
Un homme apparaît sur le faîte.
Saisit l'enfant d'un bras vainqueur,
Et la flamme entoure sa tête
D'une auréole de sauveur!

L'Océan, le fleuve entr'ouverts,
N'ont pour moi ni courant ni vague ;
De leur lit mieux que sonde ou drague,
J'interroge les gouffres verts :
Au sein du flot qui tourbillonne,
Étreignant la femme ou l'aïeul,
Sains crainte, un fort que j'aiguillonne,
Plonge et ne revient jamais seul!

Pénétrez le mystère bleu,
Suivez, dans une nuit sans voile,
La gymnastique des étoiles,
Qui raidit leurs muscles de feu.
Votre corps, ce tout petit monde,
Et l'univers, ce corps géant,
Le mouvement seul les féconde,
Le repos s'appelle néant!

CHAPITRE X.

Des massages ou frictions. — Gymnastique passive. — Conclusion.

Il est encore un moyen d'activer la circulation du sang, sans pour cela faire aucun exercice, c'est avec ce que nous nommons gymnastique passive, c'est-à-dire des massages ou frictions sur tout le corps ; à presque tous les convalescents, on ordonne les frictions. Pourquoi les gens en bonne santé n'en essaieraient-ils pas aussi ; cela ne peu faire que du bien. Aux États-Unis, les massages sont en grand honneur ; la friction y est devenue indispensable. J'ai connu un habitant de la Nouvelle-Orléans, il affirmait pratiquer le massage deux ou trois fois par semaine, et s'en trouvait on ne peut mieux. On se sert ordinairement pour cela d'alcool camphré ou de rhum.

Avec les exercices décrits plus haut et la gymnastique passive, dont nous venons de parler, on aiderait le travail si important de la croissance chez les jeunes filles, comme chez les jeunes garçons, on faciliterait aussi les fonctions nutritives, et la gaieté qui préside ordinairement aux exercices gymnastiques, contrlbuerait à la santé de l'âme, à cette douce quiétude qui nous rend maîtres des passions et de nous-même.

J.-E. H[ques] CASTRO.

FIN.

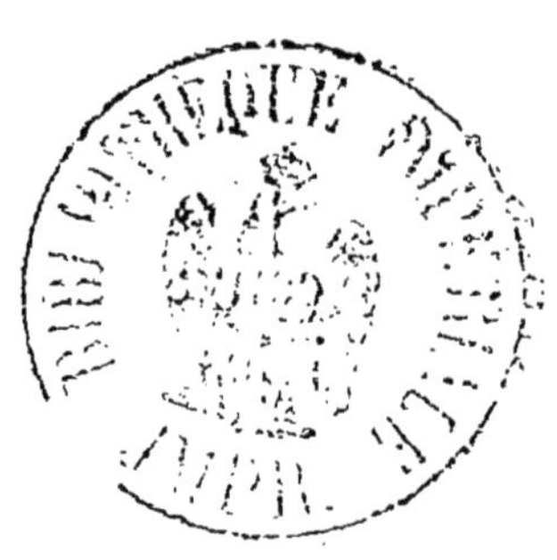

PARIS. — TYPOGRAPHIE PILLOY
boulevard Pigalle, 50.

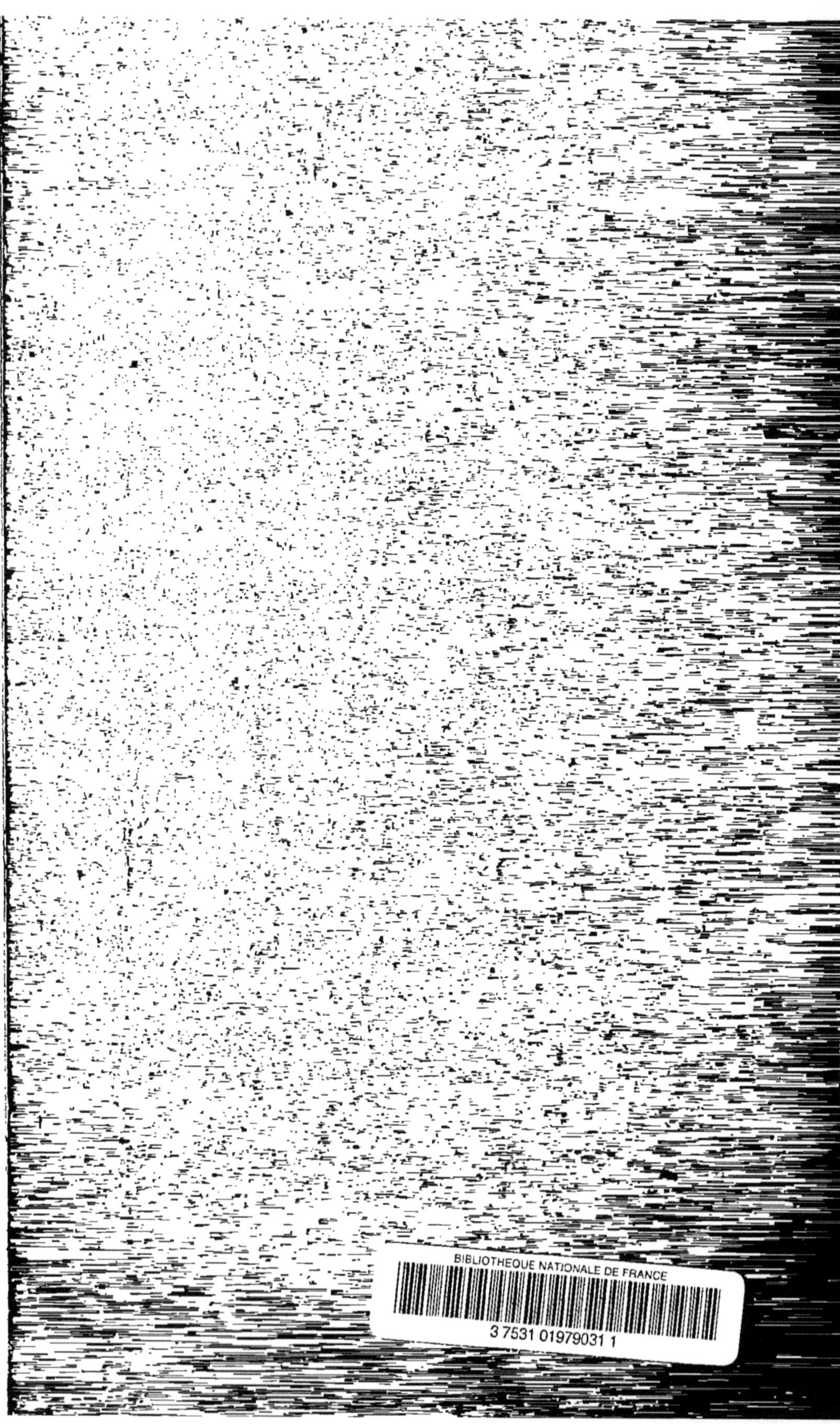

www.ingramcontent.com/pod-product-compliance
Ingram Content Group UK Ltd.
Pitfield, Milton Keynes, MK11 3LW, UK
UKHW020356250726
13967UKWH00005B/2317

9 782012 977235